INSTRUCTIONS

RELATIVES

AU PRÉLÈVEMENT ET AU TRANSPORT

DES EAUX

DESTINÉES A L'ANALYSE MICROGRAPHIQUE

EXTRAIT

du

MANUEL PRATIQUE D'ANALYSE BACTÉRIOLOGIQUE DES EAUX

PAR LE Dr P. MIQUEL

PARIS,

GAUTHIER-VILLARS ET FILS, IMPRIMEURS-LIBRAIRES

DU BUREAU DES LONGITUDES, DE L'ÉCOLE POLYTECHNIQUE,

55, Quai des Grands-Augustins.

1891

INSTRUCTIONS

RELATIVES

AU PRÉLÈVEMENT ET AU TRANSPORT

DES EAUX

DESTINÉES A L'ANALYSE MICROGRAPHIQUE.

EXTRAIT

du

MANUEL PRATIQUE D'ANALYSE BACTÉRIOLOGIQUE DES EAUX,

PAR LE Dr P. MIQUEL.

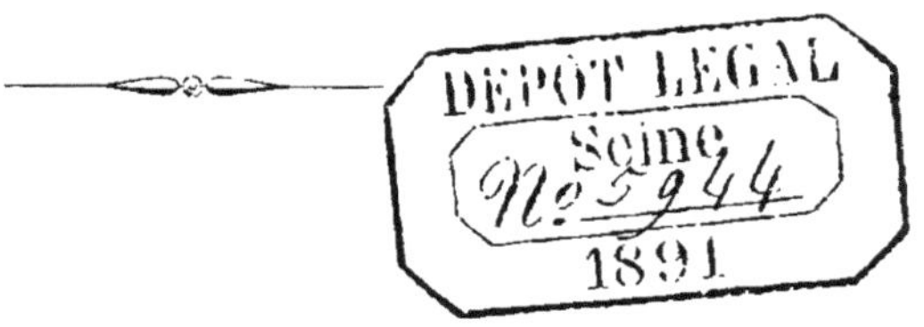

PARIS,

GAUTHIER-VILLARS ET FILS, IMPRIMEURS-LIBRAIRES

DU BUREAU DES LONGITUDES, DE L'ÉCOLE POLYTECHNIQUE,

55, Quai des Grands-Augustins.

1891

INSTRUCTIONS

RELATIVES

AU PRÉLÈVEMENT ET AU TRANSPORT

DES EAUX

DESTINÉES A L'ANALYSE MICROGRAPHIQUE.

DU PRÉLÈVEMENT DES EAUX.

Stérilisation des vases. — De la prise des eaux courantes, des eaux de source, de puits. — Prélèvement des eaux à diverses profondeurs. — Récolte des eaux de pluie, de la neige et de la grêle.

Le but qu'on se propose quand on veut étudier quantitativement et qualitativement les bactéries d'une eau est certainement de ne soumettre à l'observation que les bactéries tenues en suspension dans cette eau; d'où la nécessité d'éviter, par tous les moyens possibles, la contamination du liquide considéré par des organismes étrangers.

Cette simple réflexion fixe, déjà, l'expérimentateur sur la nature des précautions dont il doit s'entourer dans l'opération très importante du prélèvement des eaux.

Il devra n'employer à cet effet que des vases propres et stérilisés, c'est-à-dire ne contenant pas de matières organiques et purgés au préalable de tout germe.

Autrefois, je me servais de tubes ou de ballons effilés en pointe, scellés à une haute température, dont on cassait l'extrémité capillaire dans l'eau qu'on désirait prélever. Sous l'influence du vide partiel produit par l'air raréfié par la chaleur, l'eau se précipitait dans le tube ou dans le ballon qu'elle remplissait à moitié; cela fait, la pointe capillaire était de nouveau scellée. Cette façon de procéder est la plus exacte et la plus scientifique; mais, outre qu'elle n'est pas d'une application facile entre les mains d'un correspondant peu au fait des choses de la micrographie, les ballons scellés à pointe effilée sont fort fragiles, peu commodément transportables : aussi doit-on dans la plupart des cas leur substituer des appareils d'une manipulation moins délicate.

On peut employer à cet usage des flacons de verre de 100^{cc} à 200^{cc} simplement bouchés au liège et auxquels on aura fait subir le traitement suivant :

Les flacons, d'abord munis à leur goulot d'un tampon d'ouate, sont disposés dans un bain d'air dont on élève graduellement la température jusqu'à 200°. Au bout d'une demi-heure, on peut considérer les germes contenus dans l'intérieur des flacons comme irrévocablement détruits. Les flacons refroidis, on enlève, avec une pince ou un fil métallique flambé, le coton roussi, qu'on remplace par un bouchon de liège légèrement carbonisé à sa surface par la flamme d'une lampe à alcool ou d'un bec de gaz. Les flacons sont alors entourés d'une feuille de papier et cachetés dans cette enveloppe. C'est ainsi que je remets aux agents chargés du prélèvement des eaux que j'analyse les vases destinés à les contenir. Ces flacons restent indéfiniment stérilisés, d'abord parce qu'ils sont purgés de tout microbe et de toute humidité, ensuite parce que la partie extérieure de ces vases, surtout la fente circulaire qui sépare le goulot du bouchon, reste à l'abri des sédiments atmosphériques et de toutes autres impuretés.

Il va sans dire qu'en l'absence d'un four à flamber on peut soumettre les flacons, à l'autoclave, à la température humide de 110°; on arrive encore à les stériliser en les chauffant lentement en tous sens dans une large flamme, de façon à les porter quelques instants vers 250°. Dans ce dernier cas, on se servira avantageusement de petits ballons, de petits matras, de tubes à essais en verre mince; le risque de voir les vases se casser sous l'inégale répartition de la chaleur sera considérablement diminué.

Voici maintenant les diverses façons de prélever les échantillons d'eaux :

A. *L'eau est courante et accessible à la main.* — Le flacon stérilisé, débarrassé sur le lieu de la prise de son enveloppe protectrice de papier, est débouché et plongé à quelques centimètres de profondeur dans la masse liquide, le col du vase dirigé en amont de la rivière, c'est-à-dire en sens inverse du courant. Le flacon rempli est retiré de l'eau, bouché avec le bouchon de liège qu'on a constamment tenu au bout des doigts, sans l'appuyer contre les habits, le sol ou un objet quelconque.

B. *L'eau est courante et peu profonde.* — Il faut dans ce cas surtout, s'il s'agit d'une source, d'un drain émergeant du sol, prendre toutes les précautions possibles pour éviter de soulever le limon ou le sable qui forme le lit de la source ou du ruisseau.

Quelques eaux très pures jaillissent du sol avec une certaine violence en provoquant des tourbillons de sable et de matières vaseuses ou calcaires souvent souillées de productions microphytiques; pour avoir la composition bactériologique exacte de ces eaux de source, il est évidemment indiqué d'opérer le puisage à une distance assez éloignée de leur lieu d'émergence. Les sources de l'Avre qu'on va amener à Paris, et parmi elles la source des Graviers, présentent la particularité très gênante que je viens de signaler.

C. *L'eau est inaccessible à la main, stagnante ou courante.* — On désire, par exemple, puiser de l'eau dans la branche montante de son siphon d'arrivée de la Vanne au réservoir de Montrouge, dans l'aqueduc de la Dhuis, le canal de l'Ourcq, dans un puits, une citerne, un collecteur d'égout; pour cela, le flacon est lesté d'une masse de plomb, suspendu par le col au moyen d'un nœud coulant à l'extrémité d'une ficelle ou d'un fil métallique flexible, débouché et plongé dans l'eau à quelques centimètres de profondeur. Le vase plein est remonté, bouché, puis délesté et libéré de son fil suspenseur.

D. *L'eau circule dans une canalisation.* — Hors le cas des fontaines sans cesse jaillissantes, les robinets donnant accès à l'eau qu'on veut analyser doivent être grandement ouverts; à ce moment, il n'est pas rare de voir le liquide sortir vaseux et trouble sous l'influence d'une chasse énergique à forte pression, mais l'eau ne tarde pas à reprendre sa limpidité normale et à se montrer débarrassée des matières diverses qui peuvent s'accumuler et séjourner dans les branchements. On maintient environ *dix* minutes l'écoulement à plein jet avant d'effectuer le prélèvement. Agir autrement, c'est s'exposer à recueillir non seulement une eau souillée de dépôts terreux, mais encore une eau chaude ayant séjourné longtemps dans des conduites secondaires et à tous les points de vue différente de

Fig. 1.

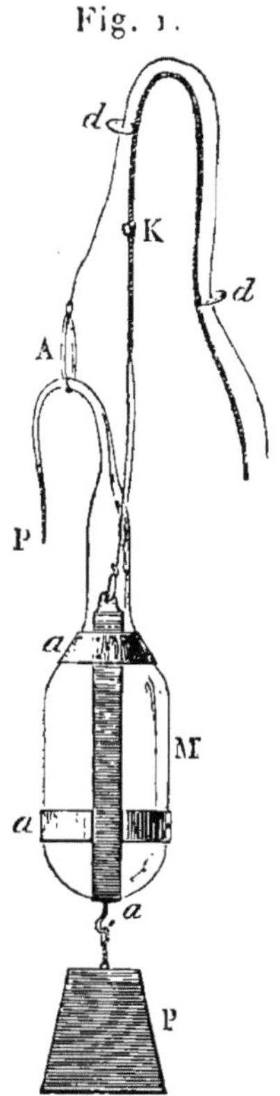

Appareil pour prélever les eaux à diverses profondeurs.

celle qui circule sans relâche dans les artères des canalisations urbaines.

E. *Prélèvement des eaux à diverses profondeurs.* — On peut avoir intérêt à connaître les richesses en microorganismes des diverses couches liquides qui se superposent dans un fleuve, un réservoir ou un puits. Il est ici absolument nécessaire, pour opérer avec précision, d'avoir recours aux vases scellés. L'appareil que je vais décrire, représenté par la *fig.* 1, peut servir à cet usage; il a été mis sous les yeux du public, en 1886, à la caserne Lobau, lors de l'exposition de la Société de médecine publique et d'hygiène professionnelle.

Il se compose d'un petit matras d'essayeur M, d'environ 50^{cc} de capacité, à pointe effilée recourbée en col de cygne P', maintenu verticalement dans une armature métallique *aaa*. Le système, lesté d'un poids de plomb P de 2^{kg} à 3^{kg}, est suspendu à une cordelette résistante, graduée en mètres et fractions de mètre au moyen d'anneaux et de nœuds. Le long de cette cordelette glisse, dans les anneaux *d, d*, espacés d'un mètre, un fil de cuivre terminé par une bague A, embrassant le col fragile recourbé P' du matras.

L'instrument descendu à la profondeur voulue, par un mouvement brusque et sec, on relève la bague qui tranche la pointe capillaire du vase scellé, et l'eau se précipite dans le matras stérilisé où un vide partiel ou complet a été produit.

F. *Récolte des eaux de pluie.* — L'analyse de l'eau de pluie pouvant donner dans quelques cas des renseignements utiles sur les microbes des diverses régions de l'atmosphère, il est indispensable de la recueillir avec les précautions spéciales qu'impose la nature de ce météore. Je mentionnerai l'appareil que j'emploie depuis quinze ans à cet usage à l'Observatoire de Montsouris. Il est fort simple, comme on peut en juger par l'examen de la *fig.* 2, mais il doit offrir certaines qualités que je dois faire ressortir.

Sur une tige de fer horizontale T, solidement vissée
à un poteau de bois vertical P planté en terre, on fixe,
à une hauteur de 2^m, un entonnoir E en cuivre nickelé
ou argenté, soigneusement flambé sur le lieu même
de l'expérience. Au-dessous de cet entonnoir, on dis-
pose un creuset de platine P′ porté au rouge au
préalable.

La construction de cet udomètre doit être telle que,
sans qu'il soit touché aux autres parties de l'appareil,

Fig. 2.

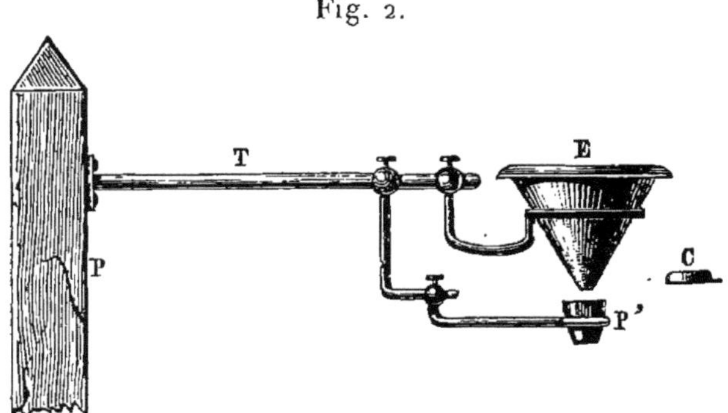

Appareil pour récolter les eaux de pluie.

le vase de platine P′ puisse être retiré et remis avec
la plus grande facilité ; ce qui permet de récolter sé-
parément la pluie au commencement, pendant et à la
fin des averses ou des orages. Le petit couvercle C sert
plus tard à préserver le contenu du creuset des impuretés atmosphériques qu'il pourrait recevoir au moment du transport et des manipulations effectuées au
laboratoire.

J'insiste tout particulièrement pour que cet udomètre à prises d'échantillons de pluie soit suspendu
le plus haut possible. Si on néglige cette précaution
importante, si l'appareil est, par exemple, placé à $5o^{cm}$

ou 1^m du sol, il arrive souvent que la pluie, en tombant sur la terre détrempée, fait rejaillir dans l'entonnoir et dans le vase récepteur des gouttelettes d'eau boueuse qui enrichissent considérablement en bactéries les eaux météoriques qui s'en montrent normalement peu chargées.

Je n'aime pas laisser mon appareil exposé à l'air extérieur pendant de longues heures, surtout durant les intervalles où la pluie cesse pour reprendre au bout de quelque temps, car pendant ces éclaircies les poussières de l'air viennent se déposer dans l'entonnoir, et l'ondée qui survient les entraîne avec elle dans le récipient, ce qui augmente évidemment la richesse microbienne du météore aqueux. Cependant, quand la pluie est fine et continue, comme cela peut arriver aux périodes pluvieuses de l'automne et du printemps, l'udomètre peut rester exposé au grand air pendant une douzaine d'heures; mais alors il importe, dans les saisons où la température dépasse 10° à 12°, de refroidir l'eau de pluie au fur et à mesure qu'elle tombe dans le vase destiné à la recueillir.

D. *Récolte de la neige et de la grêle.* — La neige et la grêle se recueillent très aisément, en exposant à l'air extérieur, au moment de la chute de ces météores, une boîte de cuivre cylindrique brasée, nickelée ou argentée et parfaitement flambée. La récolte opérée, on recouvre la boîte de son couvercle également stérilisé, puis on expose cet udomètre, aussi primitif que simple et exact, à la chaleur d'une étuve portée vers 30°. Au bout de 5 à 10 minutes, la neige et la grêle sont fondues et on dose en bactéries cette eau de fusion comme les eaux ordinaires. Une pesée pratiquée avant et après l'exposition donne en outre, au moyen d'un calcul élémentaire, la hauteur de la tranche de pluie correspondant à la chute de la neige ou de la grêle durant l'exposition de la boîte.

Il est une cause d'erreur inhérente au prélèvement des échantillons d'eaux destinés à l'analyse micrographique, dont j'ai vu plusieurs esprits méticuleux s'exagérer les conséquences : je veux parler de la contamination fortuite de ces échantillons par les poussières voyageant dans l'atmosphère. Il est évident que toutes les opérations du prélèvemen des eaux s'effectuant au contact de l'air, ce dernier élément peut accidentellement déposer un ou deux germes dans l'eau destinée à être ultérieurement analysée. Mais, je le demande, en quoi ce fait peut-il fausser le résultat du dénombrement des bactéries? Un microbe perdu dans 150^{cc} à 200^{cc} d'eau, si par le plus grand des hasards il était saisi par l'analyste qui opère d'habitude sur 2^{cc} à 3^{cc}, n'augmenterait pas la richesse de l'eau considérée d'une bactérie par centimètre cube. Généralement, dans ces sortes d'essais, les unités sont pour la plupart du temps négligées et parfois même, avec les eaux de rivière, il est saugrenu de tenir compte des dizaines et des centaines.

Il importe beaucoup plus de se préoccuper d'une cause d'erreur autrement sérieuse qui peut, à l'insu de l'expérimentateur, altérer la sincérité des analyses microbiologiques : je veux parler de la pullulation des bactéries dans les eaux abandonnées à elles-mêmes.

DU TRANSPORT DES EAUX.

De la pullulation des bactéries dans les eaux potables abandonnées à elles-mêmes. — De la nécessité de les refroidir pour leur conserver une composition micrographique à peu près constante. — De l'insuffisance du refroidissement à o° à l'égard de quelques eaux. — Glacières pour le voyage des eaux destinées à l'analyse micrographique.

Si cela était toujours possible on devrait, de préférence, pratiquer l'analyse micrographique des eaux sur le lieu même du prélèvement, ou du moins y effectuer les expériences préliminaires de l'ensemencement; mais cela n'est pas toujours facile; le transport des milieux nutritifs stérilisés (bouillons et gélatine), des vases à dilution, des pipettes aseptiques, des appareils de flambage, etc., présente quelques difficultés que j'ai cherché à vaincre, en faisant construire par M. Alvergniat un nécessaire portatif pour l'analyse biologique des eaux. Dans certains cas, par exemple, quand il s'agit d'effectuer le dosage des germes d'une eau très éloignée du laboratoire de bactériologie, il est nécessaire qu'elle subisse pendant un temps plus ou moins prolongé le transport en voiture ou sur les voies ferrées; il faut donc s'efforcer dans ces cas particuliers, encore très fréquents, de conserver aux eaux les qualités qu'elles possèdent au moment de la prise.

Par les précautions que j'ai indiquées plus haut, on

les soustrait aux contaminations résultant de vices
opératoires grossiers; par d'autres, il faut empêcher à tout prix une élévation notable de leur température, et même les refroidir fortement dans les
trajets de quelque durée. Si l'on néglige ce soin, on
voit se produire la cause d'erreur la plus grave
qui puisse fausser les dosages quantitatifs des
bactéries. Quelques exemples graveront dans l'esprit
du lecteur cette nécessité absolue.

EXPÉRIENCE. — Durant l'été, un flacon d'eau de la Dhuis.
d'une capacité de 200^{cc} environ, est transporté directement en
voiture de l'aqueduc de Ménilmontant à la caserne Lobau ; le
trajet s'effectue en 30 minutes. L'eau de l'aqueduc accuse 13°,2.
Cet échantillon fait l'objet des trois analyses suivantes :

	Tempéra- ture.	Bactéries par centimètre cube.
A midi précis....................	16.6	57
A 1^{h}30^m........................	19,5	143
A 3^h............................	20,9	456

La température de l'air ambiant est restée voisine de 21°,5.

En trois heures de temps, et avant même que la température de l'eau ait atteint celle de l'air du laboratoire, le chiffre des bactéries s'est accru toutes les
heures suivant les termes d'une progression géomé-
trique dont la raison est 2.

Voyons maintenant les perturbations que peut
introduire dans l'analyse micrographique des eaux
une attente plus prolongée.

EXPÉRIENCE. — Un flacon d'eau de la Vanne, recueillie à la
bâche d'arrivée du réservoir d'eau de Montrouge, titre à l'analyse immédiate :

Température............ 17°   Bactéries par cent. cube.. 56

Le lendemain, exactement 24 heures après, l'eau marque
21°,2 et accuse 32 140 bactéries par centimètre cube.

Si l'analyse micrographique de l'eau de source est
différée de plusieurs jours, les recrudescences que l'on
observe deviennent prodigieuses et tellement fortes,
qu'on ne saurait se prononcer sûrement sur l'origine
de l'échantillon d'eau considéré.

Expérience. — Un nouvel échantillon d'eau de la Vanne,
également puisée à la bâche d'arrivée au réservoir de Montrouge, marque, en me parvenant, une température voisine de
16° (15°,9) et donne :

	Température.	Bactéries par centimètre cube.
Immédiatement..............	15°,9	48
2 heures après...............	20,6	125
1 jour après	21,0	38 000
2 jours après	20,5	125 000
3 jours après.................	22,3	590 000

Durant les premières heures, l'expérimentateur
constate dans l'eau de la Vanne une richesse microbienne voisine de celle des eaux de source. Au bout
de vingt-quatre heures, à ne considérer que les
résultats numériques, il croirait avoir affaire à de
l'eau de la Seine puisée entre les ponts d'Austerlitz
et de l'Alma; deux jours plus tard, à de l'eau de la
Seine puisée en amont du collecteur a Clichy; trois
jours après, à de l'eau de la Seine prélevée en aval
de ce même collecteur, c'est-à-dire souillée d'eau
d'égout.

Cependant, si l'on examine par transparence l'eau
où se sont multipliées avec tant de rapidité un si grand
nombre de bactéries, rien ne fait présager le degré
d'infection qu'elle a atteint; la limpidité d'une eau

est donc un caractère microscopique auquel le micrographe doit attacher peu de valeur.

Expérience. — Le 30 décembre 1886, un flacon d'eau de la Vanne, après avoir fait l'objet d'un dosage immédiat, est placé à l'étuve à la température constante de 30°.

	Bactéries par centimètre cube.
Analyse immédiate, le 30 décembre 1886...	71
» effectuée le 31 décembre 1886...	71 000
» » le 3 janvier 1887......	1 070 000

Ce phénomène d'accroissement rapide des bactéries dans les eaux de source n'est pas particulier aux eaux de Paris; toutes les eaux très pures sont le siège de semblables recrudescences, en d'autres termes, d'une auto-infection prompte et caractéristique.

Expérience. — Un échantillon d'eau des sources de Saint-Laurent, situées à 7^{km} ou 8^{km} du Havre (Seine-Inférieure), arrivé dans la glace, fournit :

	Bactéries par contimètre cube.
Immédiatement, le 20 septembre 1887.......	7
Analyse du 21 septembre 1887..............	3 200
Analyse du 26 septembre 1887...............	800 000

A partir de cette date, le chiffre des microorganismes répandus dans cette eau décrut lentement; au commencement de l'année 1888, il était inférieur à 100 000 bactéries par centimètre cube.

Ces exemples suffisent pour démontrer qu'on ne peut, sans inconvénient pour la sincérité des résultats analytiques, laisser la température de l'eau s'élever au-dessus de celle qu'elle accuse au moment du puisage.

Il ne faut donc pas hésiter à porter les eaux dont l'analyse immédiate n'est pas possible à une température beaucoup plus basse que leur degré de chaleur propre; nous allons voir que le froid produit par la glace fondante donne des résultats assez satisfaisants.

EXPÉRIENCES. — 1° De l'eau de la Vanne, accusant par centimètre cube un chiffre de bactéries égal à 28, est maintenue 26 heures à une température moyenne de 3°,3 (minimum 1°,7, maximum 4°,9). Au bout de cette période de temps, l'analyse décèle, dans cette eau refroidie, 30 microbes par centimètre cube, chiffre qui démontre que les organismes de l'eau de la Vanne n'ont pas diminué ni sensiblement augmenté;

2° De l'eau de Saint-Laurent (Seine-Inférieure), prélevée à une borne-fontaine voisine de l'Hôtel de Ville du Havre, accuse à son arrivée, le 17 septembre 1887, 8 bactéries par centimètre cube; 48 heures après, le 19 septembre, 7 bactéries;

3° Nouvel essai pratiqué avec de l'eau de Saint-Laurent, puisée à une borne-fontaine voisine des bains de Frascati. L'analyse immédiate du 27 septembre accuse 6 bactéries par centimètre cube; l'eau, replongée dans un mélange réfrigérant de glace fondante, montre le 28 septembre, 24 heures plus tard, 7,5 bactéries par centimètre cube.

4° Une nouvelle analyse, pratiquée cette fois avec de l'eau de source recueillie à Saint-Laurent, fournit 7,5 bactéries par centimètre cube et un jour plus tard, le 1er octobre, 8,3 bactéries par centimètre cube.

5° Un échantillon d'eau du puits de sable de la Loire, servant aux essais de M. l'ingénieur en chef Lefort, arrivé dans la glace, accuse immédiatement 55 bactéries par centimètre cube; 2 jours plus tard, le même échantillon, maintenu à 0°, titre 90 bactéries par centimètre cube.

Le pouvoir réfrigérant de la glace fondante semble donc bien remplir le but qu'on se propose d'atteindre, c'est-à-dire d'empêcher, d'une part, l'accroissement des bactéries dans les eaux, et, d'autre part, leur diminution.

J'ai essayé de conserver aux eaux une composition micrographique constante sans avoir recours au froid, au moyen de l'éther sulfurique, du chloroforme, de plusieurs éthers de la série grasse sans parvenir à des résultats satisfaisants. La plupart du temps, le chiffre des microbes diminuait avec une grande rapidité pour croître rapidement quand l'eau cessait d'être sous l'influence de la substance anesthésiante. Peut-être, en continuant ces recherches, arrivera-t-on à résoudre ce problème, dont la solution me paraît cependant très difficile et même impossible.

En effet, celui qui a étudié de près les organismes fragiles appelés *bactéries* sait que ces êtres infimes ont une existence éphémère, c'est-à-dire d'une durée très limitée. Quand ils ne peuvent se multiplier, il arrive qu'au bout d'un temps, variant de quelques heures à quelques jours, ils disparaissent complètement.

Il est donc bien certain que, là où les bactéries sont immobilisées par le froid ou par d'autres agents incapables d'exercer sur elles une action nocive, elles meurent par la seule raison que la durée de leur vie est très courte. C'est en se basant sur ce fait que l'on doit, il me semble, bannir de l'esprit l'espérance de conserver longtemps aux eaux prélevées un chiffre constant de bactéries.

Si l'on voit, dans les expériences que je viens de rapporter, les eaux de la Vanne, de Saint-Laurent, du puits d'essai de la Loire, conserver un nombre assez peu variable de microbes, c'est surtout parce que, à côté des microbes qui meurent, il en est d'autres qui se multiplient et que, de cette façon, il s'établit une sorte d'équilibre dans le chiffre des décès et des naissances, pouvant donner l'illusion d'une invariabilité du nombre des germes particuliers à chaque espèce.

Ce fait mérite d'être pris en sérieuse considération, surtout quand il s'agit de déclarer si une eau est ou non pathogène; elle peut l'être au moment de son prélèvement et ne plus l'être si elle a séjourné 24ʰ dans la glace.

Je n'ai pas besoin, je crois, pour amener la certitude dans l'esprit du lecteur, de rappeler les intéressantes recherches du Dʳ Justyn Karlinski, d'Emmerich et Pinto, sur la façon dont se comporte le bacille typhique dans diverses eaux, et en particulier la célèbre expérience de ces derniers savants, dans laquelle ils ont démontré qu'une eau de puits peuplée intentionnellement de 200 000 bacilles typhiques par centimètre cube s'en trouva absolument vierge au bout de 72ʰ. De son côté, le Dʳ Karlinski, en pratiquant des essais sur de l'eau de canal et de l'eau stagnante maintenue à la température relativement peu basse de 8°, ne rencontra plus un seul bacille de la fièvre typhoïde au bout de 24ʰ, bien que chaque nature d'eau eût reçu la veille par centimètre cube plusieurs dizaines de mille de bacilles d'Eberth.

En pesant bien toutes ces considérations, il apparaît clairement que, relativement à la présence de telle ou telle bactérie dans une eau ayant été abandonnée un jour dans la glace, les affirmations des bactériologistes n'ont de valeur que si elles sont positives; dans le cas contraire, je ne saurais trop leur recommander d'être prudents et réservés.

Il me reste maintenant à ajouter que le froid de 0° exerce un pouvoir anesthésiant absolument insuffisant sur les bactéries contenues dans certaines eaux, fortement chargées de substances organiques ou de sels minéraux pouvant servir de milieu de culture ; au nombre de ces dernières je range les eaux d'égout, de vidange, de la mer, etc. Parmi les recherches auxquelles je me suis livré à cet égard, j'en citerai une seule.

EXPÉRIENCE. — Un échantillon d'eau de la mer, puisée au large, à plusieurs kilomètres du Havre, m'arrive dans la glace le 17 novembre 1887 ; il accuse à l'analyse immédiate 150 bactéries par centimètre cube.

Cet échantillon, toujours maintenu à 0°, décèle, 24 heures après, 520 bactéries par centimètre cube.

Le 21 novembre, c'est-à-dire 4 jours plus tard, le chiffre des bactéries s'élève à 1750 par centimètre cube.

La même eau de mer, laissée 24 heures à la température moyenne de 20°, fournit des chiffres fantastiques de bactéries, plusieurs millions par centimètre cube.

Ces faits connus, je serai beaucoup plus bref sur la description des moyens pratiques qui permettent de faire voyager les eaux à une température voisine de la glace fondante.

A cet effet, j'emploie la caisse représentée par la *fig.* 3, quand il s'agit de l'expédition des échantillons par les voies ferrées.

L'échantillon d'eau recueilli par le correspondant dans le flacon F, avec les précautions voulues, est bouché et cacheté à la cire d'Espagne, puis enveloppé de papier, et introduit à frottement doux dans une boîte métallique, de forme cylindrique, où il reste ainsi pendant le voyage à l'abri de tout ballottement, par conséquent des chocs qui pourraient le briser.

Cette première boîte est placée dans une seconde plus large de quelques centimètres dans toutes les dimensions, et l'espace vide est rempli de sciure de bois. Ce système bien fermé est ensuite déposé dans une boîte métallique beaucoup plus vaste qu'on remplit de glace concassée en gros morceaux. En été, pour les trajets qui durent 36^h, ainsi que j'ai pu m'en assurer par les envois qui m'ont été faits des points de la France les plus éloignés de Paris, il faut employer de 3^{kg} à 4^{kg} de glace; enfin, cette troisième et dernière

Fig. 3.

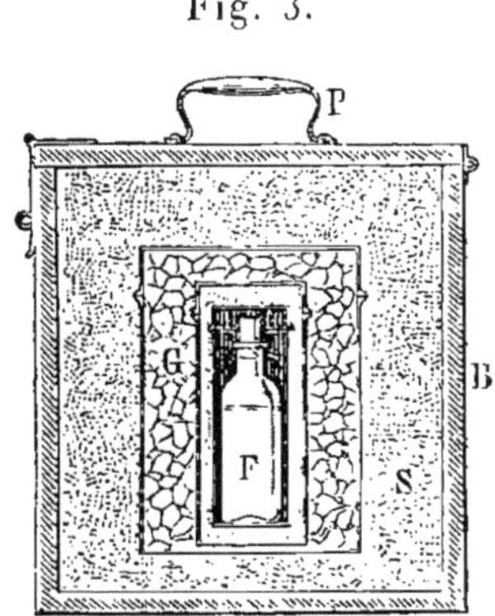

Glacière pour les longs voyages.

boîte, bien exactement fermée, est enfouie dans la sciure dans une caisse de bois B, munie d'un couvercle à charnières et d'une poignée P. L'expéditeur la livre alors sans retard aux messageries, avec la recommandation de la faire parvenir au destinataire dans le plus bref délai possible.

Par mesure de précaution, la boîte doit être scellée au départ et parvenir à l'analyste avec ses sceaux intacts. Dans les villes où, comme à Paris, il existe un octroi qui s'exerce rigoureusement, il est indispensable d'obtenir du directeur de ce service l'exo-

nération de la visite à laquelle sont soumis les colis
vulgaires.

On y arrive aisément en avertissant le directeur de
l'octroi de l'arrivée de l'échantillon d'eau ; ce dernier
prescrit d'habitude de faire apposer sur la caisse le
timbre du laboratoire auquel elle est destinée, le
timbre de l'expéditeur et la mention expresse du contenu des vases. Il semble puéril d'insister sur ces
questions de détail ; je dois cependant avertir l'analyste que, s'il néglige de s'en préoccuper, il court la
chance de recevoir les échantillons longtemps après
la fusion de la glace avec les boîtes ouvertes, parfois
cassées, les eaux remplies de sciure, etc., c'est-à-dire
dans des conditions où les dosages ne peuvent plus
avoir aucune signification.

S'il s'agit de faire voyager l'eau pendant quelques
heures, on peut faire usage d'une petite caisse por-
tative doublée de zinc, remplie de glace, au milieu
de laquelle on place le flacon protégé par sa double
enveloppe.

J'ai reçu de quelques correspondants d'autres sys-
tèmes de boîtes glacières au nombre desquelles je me
permettrai d'en signaler une qui se prête au voyage
simultané de plusieurs échantillons d'eaux.

Dans une boîte de zinc carrée ou circulaire, on
introduit, en les calant soigneusement sur des sup-
ports de bois, les tubes à essais, les matras, les flacons renfermant les eaux. Cette boîte est placée au
centre d'une caisse de bois et entourée d'un mélange
de glace et de sciure ; finalement cette caisse est à
son tour placée au milieu d'une seconde beaucoup
plus grande et recouverte d'une couche épaisse de
sciure sur toutes ses faces ; enfin le tout est solide-

ment cloué. La glace fond lentement dans la sciure, et le froid produit est très vif. La température de l'air qui se trouve dans la boîte centrale contenant les échantillons reste toujours inférieure à 4°. Dans les glacières que j'ai fait construire, on peut descendre au-dessous de 2°; mais, dès qu'il y a une quantité notable d'eau de fusion, la température remonte légèrement et peut atteindre 4° quand la glace est à peu près complètement fondue.

On voit donc que ces divers appareils présentent quelques imperfections, et qu'on devra s'estimer heureux quand l'eau, refroidie au départ, arrivera au laboratoire au-dessous de 5°.

FIN.

17314   Paris. — Imp. Gauthier-Villars et fils, quai des Grands-Augustins, 55.

MANUEL PRATIQUE

D'ANALYSE BACTÉRIOLOGIQUE

DES EAUX,

Par le Dr MIQUEL,

Docteur ès sciences et en médecine,
Chef du service micrographique de l'Observatoire municipal
de Montsouris.
Inspecteur des établissements classés.

UN VOLUME IN-18 JÉSUS, AVEC FIGURES DANS LE TEXTE.
PRIX : **2 FR. 75** C.

Extrait de l'Introduction.

Il y a onze ans, les analyses bactériologiques des eaux se pratiquaient uniquement dans mon laboratoire à l'Observatoire de Montsouris. Actuellement, ces analyses doivent et peuvent s'effectuer partout. Aux procédés difficiles à appliquer et coûteux que j'employais à cette époque, il en a été substitué de beaucoup plus simples, je ne dirai pas de plus exacts. Dans cet Ouvrage, je décris ceux qui, à mon sens, sont les plus pratiques et les plus dignes d'être recommandés, non seulement aux bactériologistes de profession, mais aux médecins, aux pharmaciens qui n'ont souvent à leur disposition qu'un matériel trop sommaire et peu de temps à consacrer à ce genre d'essais.

L'analyse bactériologique des eaux comporte cinq opérations bien distinctes :

1° Le prélèvement des échantillons; 2° le transport de l'eau prélevée; 3° l'analyse quantitative; 4° l'analyse qualitative; 5° la lecture des résultats obtenus.

Notre étude se trouve donc nettement divisée en cinq Chapitres généraux que nous parcourons successivement et qui représentent, très exactement, les divers temps d'un essai bactériologique.

Table des Matières.

canalisations. Du prélèvement des eaux à diverses profondeurs. Récolte des eaux de pluie. Récolte de la neige et de la grêle. — CHAP. II. **Du transport des eaux.** De la pullulation des bactéries dans les eaux potables abandonnées à elles-mêmes. De la nécessité de refroidir les eaux pour leur conserver une composition micrographique à peu près constante. De l'insuffisance du refroidissement à 0° à l'égard de quelques eaux. Glacières pour le voyage des eaux destinées à l'analyse micrographique. — CHAP. III. **De l'analyse quantitative.** Remarques générales sur les procédés. Dosage quantitatif et matériel qu'il nécessite. De la dilution des eaux. Pipettes pour le fractionnement. Des vases à cultures. Milieux nutritifs. Milieux liquides naturels stérilisés à froid. Appareil filtrateur à plâtre, à hautes pressions, à la bougie Chamberland. Des macérations stériles. Des liqueurs nutritives stérilisées à chaud. Liqueurs dites minérales. Solutions d'extraits de viandes. Bouillons de chair musculaire. Bouillon de peptone. Décoctions de champignons. Décoctions de plantes herbacées. Milieux nutritifs solides. Gélatines nutritives. Géloses nutritives. Gelées de lichen. Mucilages de coings, de graines de lin et de gomme adragante. Milieux nutritifs solides mixtes. Du dosage quantitatif. De l'essai préliminaire. Du dosage par les ensemencements fractionnés. Procédé mixte. Étuve glacière de laboratoire. Procédés approximatifs. 1° Procédé plaques sur papier. 2° Procédé par le regonflement des mucilages. Coloration des colonies au bleu d'indigo. Nécessaire pour l'analyse bactériologique des eaux. — CHAP. IV. **Analyse qualitative.** Considérations générales sur les méthodes d'investigation. Recherche des espèces anaérobies. Détermination des espèces zymogènes. Recherche des espèces pathogènes. Des flores bactériennes. Essai d'une flore bactérienne. — CHAP. V. **Résultats généraux de l'analyse micrographique des eaux.** Résultats statistiques. Des variations des eaux en bactéries comparées aux chutes de pluie. Pouvoir filtrant du sol, épuration des eaux de rivière et d'égout. Contamination progressive, d'amont en aval, des eaux des fleuves. De l'auto-infection des eaux. Recrudescences bactériennes observées dans les eaux de source et de rivière. Eau micrographiquement infertile. Résultat de l'analyse qualitative. De l'exposition des résultats analytiques. Moyens prophylactiques pour combattre l'infection bactérienne par les eaux. Stérilisation des eaux par les filtres. Stérilisation des eaux par la chaleur.

17406 PARIS. — IMP. GAUTHIER-VILLARS ET FILS,
Quai des Grands-Augustins, 55.

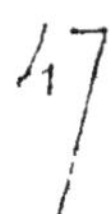